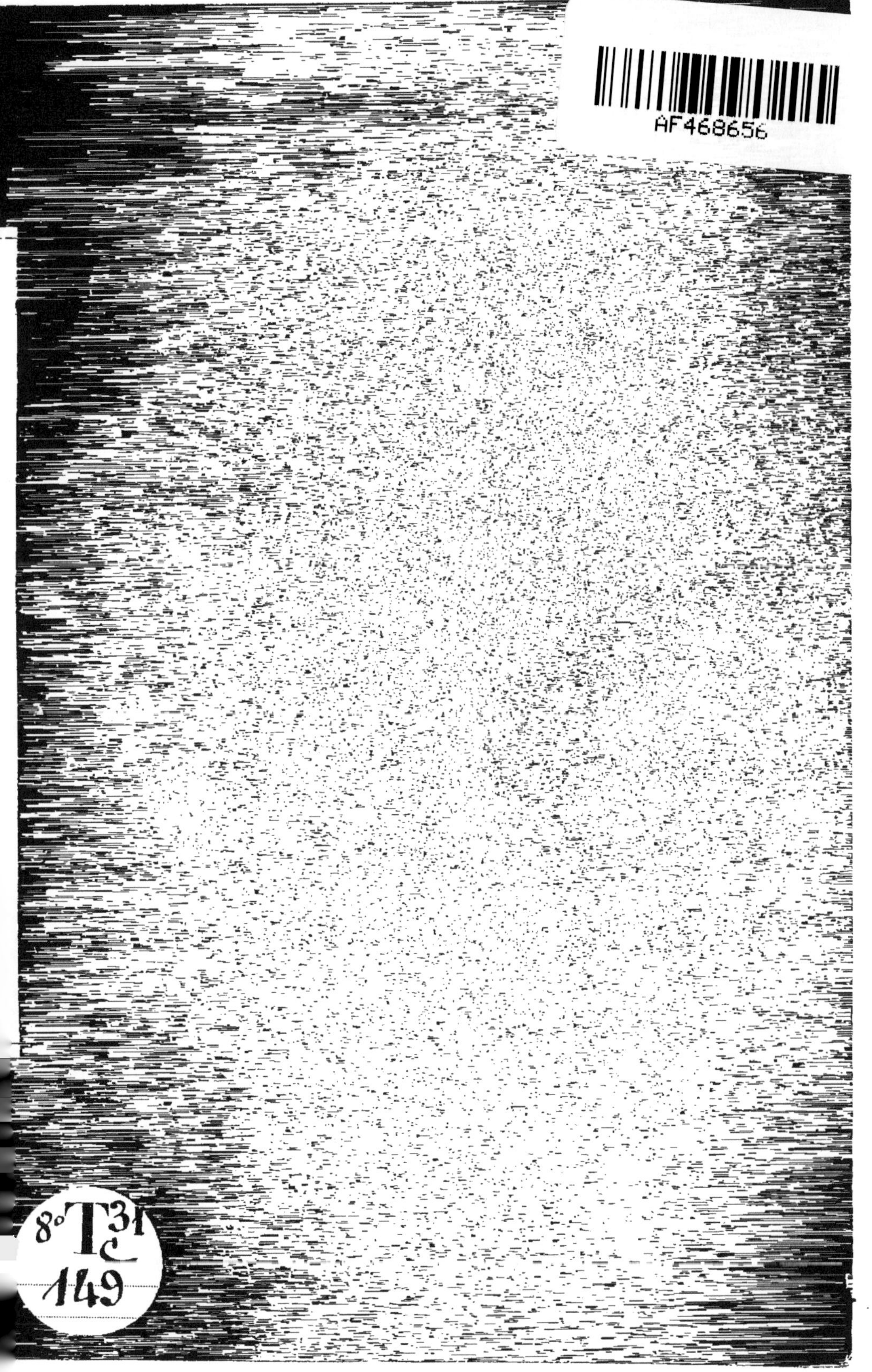

SOCIÉTÉ PROTECTRICE DE L'ENFANCE

DE

L'ALLAITEMENT MATERNEL

AU POINT DE VUE

DE LA MÈRE, DE L'ENFANT, DE LA SOCIÉTÉ

Question mise au concours en 1867

RAPPORT

FAIT AU NOM DE LA COMMISSION DES PRIX ET LU EN SÉANCE PUBLIQUE LE 2 FÉVRIER 1868

PAR LE Dr DESPAULX ADER

Ex-Président de la Société médicale de l'Élysée, Membre du Comité général des Crèches, Décoré des Ordres de Grégoire le Grand et de Pie IX, etc., etc.

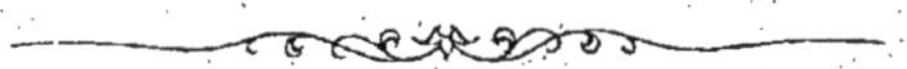

PARIS

IMPRIMERIE FÉLIX MALTESTE ET Cie

RUE DES DEUX-PORTES-SAINT-SAUVEUR, 22.

1868

DE

L'ALLAITEMENT MATERNEL

AU POINT DE VUE

DE LA MÈRE, DE L'ENFANT, DE LA SOCIÉTÉ

Question mise au concours en 1867

RAPPORT

T AU NOM DE LA COMMISSION DES PRIX ET LU EN SÉANCE PUBLIQUE LE 2 FÉVRIER 1868

SOCIÉTÉ PROTECTRICE DE L'ENFANCE

DE

L'ALLAITEMENT MATERNEL

AU POINT DE VUE

DE LA MÈRE, DE L'ENFANT, DE LA SOCIÉTÉ

Question mise au concours en 1867

RAPPORT

FAIT AU NOM DE LA COMMISSION DES PRIX ET LU EN SÉANCE PUBLIQUE LE 2 FÉVRIER 1868

PAR LE Dr DESPAULX ADER

Ex-Président de la Société médicale de l'Élysée, Membre du Comité général des Crèches,
Décoré des Ordres de Grégoire le Grand et de Pie IX, etc., etc.

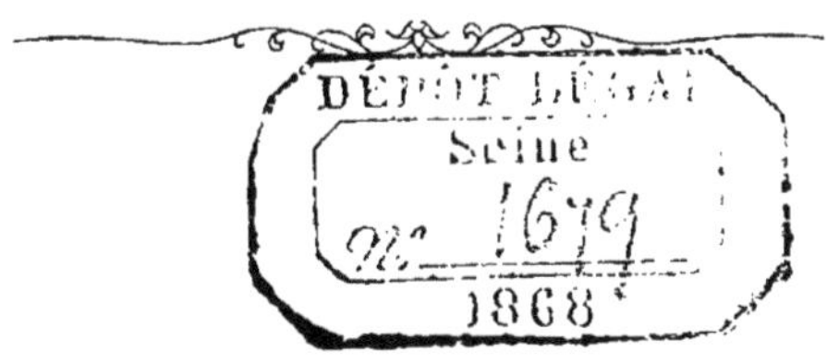

PARIS

IMPRIMERIE FÉLIX MALTESTE ET Cie

RUE DES DEUX-PORTES-SAINT-SAUVEUR, 22.

1868

DE

L'ALLAITEMENT MATERNEL

AU POINT DE VUE

DE LA MÈRE, DE L'ENFANT, DE LA SOCIÉTÉ

Question mise au concours en 1867

RAPPORT

FAIT AU NOM DE LA COMMISSION DES PRIX ET LU EN SÉANCE PUBLIQUE
LE 2 FÉVRIER 1868

> Je vous dirai peut-être quelque jour
> Quel lait pur, que de soins, que de vœux, que d'amour
> Prodigués pour ma vie en naissant condamnée
> M'ont fait deux fois l'enfant de ma mère obstinée.
>
> VICTOR HUGO.

MESDAMES ET MESSIEURS,

« Tout est bien sortant des mains de l'auteur de toutes choses; tout ;énère entre les mains de l'homme. » Cette pensée, qui se trouve en ; de l'*Émile*, servira d'introduction à la thèse que je vais soutenir ant vous : *De l'Allaitement maternel* au point de vue de la mère, de fant, de la société.

Sans approuver aucunement l'esprit du livre auquel j'emprunte cette tence, disons cependant, pour n'être ingrat envers personne, pour re la part de chacun selon ses mérites, que Rousseau a rendu à la iété d'alors, comme à la nôtre, hélas! trop oublieuse de ses devoirs, un grand, un immense service, en la ramenant dans la voie de la nature en lui montrant le but pour lequel nous avons été créés, en élevant l femme à la dignité de mère, en réveillant dans le cœur de l'homme l sentiment de la famille, de la patrie. Ajoutons toutefois, avec le mêm esprit de justice, que les conseils si sages de Rousseau sur l'allaitemen maternel, sur la première éducation de l'enfant, il les a puisés, sans e indiquer la source, dans le livre d'un autre ami de l'humanité, pl modeste à coup sûr, d'un médecin nommé Desessarts, qui exerçait Villers-Cotterets en 1760. Le livre de ce dernier est intitulé : *De l'Éd cation corporelle des enfants.*

Cette question, qui regarde le moraliste, le philosophe, l'homme po tique, le jurisconsulte, l'économiste aussi bien que le médecin, est première que la Société protectrice de l'Enfance devait s'adresser. Aus à peine constituée, l'a-t-elle mise au concours. Quoiqu'elle ait fait sag ment en agissant ainsi, il est pénible de penser qu'au XIXe siècle, qu une époque où l'intelligence humaine a acquis un aussi haut degré développement, il faille démontrer ces principes si bien établis par l anciens philosophes, si éloquemment soutenus par Rousseau, et réveill la société de cette défaillance morale dans laquelle l'ont plongée l erreurs, les vices qui accompagnent toujours une civilisation avanc

Après les tristes révélations qui nous ont été faites par notre dig et savant Président, par notre honorable et non moins savant Secréta général, après celles qui sont ressorties de la discussion engagée Sénat et plus récemment encore à l'Académie impériale de médecine s les mémoires de MM. Brochard et Monot de Montsauche, c'était un dev pour la Société de soumettre cette importante question au contrôle l'opinion publique.

Cinquante mémoires, tous consciencieusement écrits, ont été envoyés, et la Commission que vous avez nommée, après les avoir médités, discutés avec le plus grand soin, m'a fait l'honneur de me charger de proclamer devant vous les vainqueurs, de les remercier en votre nom de l'attention, du savoir et de la moralité avec lesquels ils ont traité cette question. Disons en quelques lignes comment la Commission entendait la résoudre.

L'enfant, cet être qui deviendra un jour le roi de la création, qui soumettra un jour les éléments aux caprices de sa volonté, qui seul possédera la conscience de ses actes, l'enfant est le plus misérable de tous les animaux quand il vient au monde. Il naît nu, débile, dépourvu de toutes forces, inintelligent, sans moyens de défense contre les périls qui l'environnent, incapable de subvenir à ses besoins. De plus, de tous les êtres créés, seul il aura une longue, une très-longue enfance; mais c'est afin que son intelligence se développe en même temps que sa force corporelle; c'est, comme l'a dit M. le docteur Foissac (1), afin qu'il apprenne lentement et par degrés les notions du devoir et l'art de se conduire. Sa vie si frêle a besoin d'une assistance constante, ingénieuse, et c'est dans les bras de sa mère, dans sa tendresse, dans son dévouement qu'il la trouvera. Il a besoin d'une nourriture appropriée à la force, à la vitalité de ses organes naissants; c'est encore sa mère qui la lui fournira : la nature a tout prévu, tout préparé. Après l'avoir formé du sang, de la propre substance de la femme, elle a mis pour le nourrir du lait dans ses mamelles; elle a mis dans son cœur, pour le soigner et l'élever, l'amour le plus vaste, le dévouement le plus complet. S'affranchir de ce devoir,

(1) *De l'influence des climats sur l'homme et des agents physiquessur le moral.* 1867.

ne remplir que la moitié de la tâche qui est dévolue à la femme, c'est donc agir contre le vœu de la nature, contre la volonté de Dieu. Notre but est de moraliser les masses par l'enfant ; commençons donc par prouver aux mères que l'allaitement maternel est aussi utile à elles-mêmes qu'à leurs enfants; que tout leur impose cette obligation ; que les enseignements de la morale, de la philosophie, que les préceptes de la religion leur en font un devoir ; enfin, que rien ne doit les affranchir de cette tâche, si ce n'est la maladie.

Dans l'échelle des êtres, les animaux qui n'ont que l'instinct nourrissent leur progéniture ; la femelle des mammifères allaite ses petits; la femme qui a l'intelligence, la raison en partage, porte sur le devant de la poitrine des organes sécréteurs du lait, que la nature lui a donnés moins comme ornements, moins pour embellir son corps, que pour leur utilité. Dès la naissance de l'enfant, les sucs nourriciers qui ont servi à son développement se portent sur ces organes ; il s'y forme une humeur constituée de toutes pièces aux dépens du sang qui en renferme tous les éléments déjà préparés (Bouchut). Ce liquide, qui varie dans sa composition suivant l'âge de l'enfant , est approprié à la force assimilatrice de ses organes ; il a la même action, les mêmes effets, la même source, la même origine que le sang dont il était nourri, et, sous une forme différente, il continue le développement et le perfectionnement du petit être. D'abord séreuse, à peine blanche, peu sapide et en petite quantité, cette liqueur possède des propriétés laxatives qui doivent débarrasser les intestins du nourisson ; puis, ce but rempli, elle acquiert une consistance, une force nutritive de plus en plus grande à mesure que l'enfant se développe, à mesure que sa vigueur s'accroît, à mesure que ses besoins augmentent.

Quand tout se passe comme le veut la nature, quand rien ne vient la ontrarier dans son fonctionnement, la sécrétion lactée continue jusqu'à e que l'enfant, ayant acquis des forces suffisantes pour supporter une utre nourriture, cesse d'en avoir besoin. Alors cette fonction disparaît son tour, sans peine, sans incommodité pour la mère, en laissant dans on cœur la satisfaction d'avoir bien rempli sa tâche. Il nous serait facile 'entrer ici dans d'autres considérations tirées de l'anatomie, et de a physiologie, développées avec talent par les auteurs des mémoires nvoyés au concours; mais, écrivant pour un public éclairé, mais non méical, j'ai cru devoir m'en abstenir, et en avoir assez dit pour prouver que 'allaitement maternel est un devoir indiqué par la nature, une fonction aturelle qui doit s'accomplir afin que la femme soit véritablement mère.

Arrivons à quelques considérations de l'ordre purement moral. En laçant les organes de la lactation sur le devant de la poitrine de la emme, Dieu a voulu que l'enfant commençât l'apprentissage de la vie lans les bras de sa mère, égayé, rassuré par son sourire bienveillant et ncourageant; il a voulu que ce petit être qui vient de naître s'élevât ous le regard caressant et joyeux de celle qui a accompli la plus haute, a plus sublime fonction pour laquelle elle ait été faite, la création d'un tre semblable à elle, dont la mission à son tour sera de perpétuer la race.

L'éducation de l'enfant commence dès sa naissance; les caresses de la nère sont la première leçon qu'il reçoit; son intelligence éclôt sous le soleil radieux du regard maternel. En même temps qu'il apprend à vivre, l apprend à aimer. Quelle plus sublime tâche? Quel plus ravissant ableau que celui d'une mère allaitant son enfant? Dans ses yeux elle épie les premiers rayons de son intelligence; avant même qu'il l'ait prononcé, elle entend son premier murmure, sa première causerie; elle assiste à sa première joie ; elle le contemple à tous les instants, et devine sa première souffrance ; elle excite son sourire; elle écarte de lui la moindre douleur, la moindre peine. Oh! la femme à cette heure-là est vraiment le créateur de cet enfant. Elle lui a donné la vie matérielle, elle lui donne la vie intellectuelle. Quel plus beau rôle pour la femme qui sait le comprendre? C'est bien par elle que se régénérera le monde, si elle sait s'y conformer. Mais, hélas! combien en voyons-nous qui pour des plaisirs éphémères, pour des raisons futiles, souvent par simple coquetterie, en désertant leur mission, se privent de cette immense joie !

Que nous sommes loin de ces femmes de l'antiquité qui, pour toute parure, montraient leurs enfants!

Aujourd'hui ces touchants exemples se perdent de plus en plus; la femme qui a conçu se décharge de l'allaitement de son enfant sur une nourrice mercenaire, dont elle ne connaît ni les antécédents, ni la vie, ni les habitudes, ni le caractère ; elle lui livre son bien le plus cher ; elle lui a donné son sang, sa chair coulante, comme le dit Bordeu, mais elle le prive de son lait, elle se prive elle-même volontairement de ses premières caresses, de son premier sourire, de sa première affection. Elle ne sait donc pas, cette mère, que la maternité réside moins dans la conception que dans l'allaitement? Elle ne sait donc pas qu'avec ce lait qu'elle achète elle va changer la constitution, le caractère, les penchants de son enfant? Ce petit être qui naît d'un sang riche, généreux, noble, et qui deviendrait un jour fort et vigoureux, grand par les sentiments et par l'intelligence, si la mère l'allaitait, restera malingre, vulgaire, idiot, sans honneur comme sans grandeur d'âme, parce qu'il aura sucé un lait mercenaire, un lait que la nature ne lui destinait pas, le lait d'une personne sans éducation, sans bons sentiments, que la misère rend cupide, envieuse, hargneuse, vindicative et basse; le lait d'une femme qui, pour un salaire, condamne son propre enfant à une mort presque certaine, ou tout au moins à un abandon criminel, puisqu'il est calculé ; qui laisse son mari livré à toutes les tentations de la paresse et de la débauche; qui s'expose à contracter des goûts de bien-être, de luxe, dont elle ne pourra plus s'affranchir lorsqu'elle retournera chez elle, et qui le plus souvent ne rapporte au logis qu'une perversité plus grande ; et c'est de ce lait que vous nourrissez cet enfant qui est l'espoir de l'avenir, qui doit porter un jour le nom que vous ont laissé vos aïeux ou que vous vous êtes fait vous-même ; qui doit continuer les traditions d'honneur, de loyauté, de courage, qui ont dirigé vos actions, votre existence tout entière. Mais c'est de la démence ! Certains moraistes vont même plus loin : ils prétendent que le nourrisson moule ses traits sur ceux de sa nourrice. C'est de l'exagération peut-être ; mais oujours est-il que l'enfant, qui est essentiellement imitateur, en contact ontinuel avec cette demi-mère, prend l'habitude de faire comme elle, ui emprunte ses manières, sa façon de sentir, de voir, de parler, et avec e temps les habitudes modifient les traits. De là cette ressemblance que 'on a dit exister entre l'enfant et la nourrice. Mais si cette influence est éelle sur le physique, combien est-elle plus grande sur le moral de ce etit être, où les premières impressions restent et laissent des traces inlélébiles ! L'enfant conçu et nourri par la mère est tout entier d'elle; ourri par une étrangère, il n'est plus elle. Que les familles se pénètrent bien de cette vérité. Un animal féroce, pris dès sa naissance et llaité par une mère d'une espèce très-douce, une espèce domestique par xemple, ne perd-il pas une partie de sa férocité ; et un animal très-loux ne contracte-t-il pas des habitudes sauvages en tetant le lait d'une nère féroce ? Ce que l'on voit chez les animaux ne l'observe-t-on pas pour les plantes? La greffe d'un bon arbre, portée sur une plante très-commune, ne modifie-t-elle pas les produits de celle-ci ? Tout donc s'enchaîne dans la nature, et ce que Dieu a fait a sa raison d'être; s'affranchir de ses devoirs est un crime de lèse-humanité. — Qu'après l'oubli de ces lois naturelles les familles ne se plaignent plus de ne trouver dans leurs enfants ni reconnaissance, ni leurs propres qualités. La cause de cette démoralisation se trouve souvent dans les mauvaises conditions d'éducation où ils se sont trouvés dès leur naissance.

Mais, dira-t-on, c'est au médecin de s'enquérir de la santé, de la constitution, du caractère de la nourrice. Cette vérification est-elle toujours possible? Certaines affections pathologiques laissent bien sur le corps des stigmates ineffaçables qu'il est facile au médecin de reconnaître, mais combien doivent lui échapper! L'examen le plus attentif ne peut fournir que des résultats incertains et approximatifs. Et si certains vices de constitution restent inaperçus, comment répondre, après un simple examen, du caractère, des penchants de cette femme? Mais lors même que l'intérêt de l'enfant et la morale ne feraient pas à la mère une loi de nourrir, son intérêt propre devrait l'y engager.

Tous les auteurs anciens et modernes, sauf quelques rares exceptions parmi ces derniers, sont d'accord pour admettre que la femme qui allaite est moins susceptible de devenir malade que celle qui a conçu et qui ne nourrit pas. Combien rencontrons-nous de femmes qui ont ce qu'elles appellent un lait répandu, et qui offrent en effet des affections diverses, provenant de la suppression brusque de cette sécrétion, que la nature leur a donnée comme complément indispensable de la parturition; combien en voyons-nous se plaindre de leurs maux lorsqu'elles ne devraient les attribuer qu'à elles-mêmes pour avoir contrarié le fonctionnement de

r organisme, en arrêtant dans son évolution physiologique une sécré-
ı naturelle ! « Presque toujours, dit Gardien, un phénomène patholo-
ue succède dans l'économie à cette fonction supprimée. » Cette surac-
té du principe vital qui existait sur d'autres organes pendant la partu-
on, n'étant pas sollicitée vers les mamelles, se porte indifféremment
les parties les plus faibles de l'organisme et il en résulte des désordres
ves. Il est donc de l'intérêt bien entendu de la femme de nourrir son
ant. Pour celles qui allégueront les fatigues, les déformations, les
rissures qui, suivant-elles, résultent de l'allaitement, nous dirons que
ucoup d'auteurs, et entre autres Jacquemier, dont l'opinion est peu
pecte puisque seul à peu près il donne la préférence à la nourriture par
lait mercenaire, soutiennent que l'allaitement développe les glandes
mmaires et conserve aux femmes ces formes charmantes, ces contours
cieux qui se perdent peu à peu dans certaines classes de la société,
l'habitude de ne pas nourrir, habitude qui amène l'atrophie d'organes
contribuent à les embellir. C'est, répétons-le, dans les seuls cas de
hèse morbide, de maladies graves, aiguës ou chroniques, que la
re doit s'affranchir de ce devoir et recourir à l'allaitement par une
rrice mercenaire. Les inconvénients que j'ai signalés ne persistent
moins, mais il y a force majeure; et dans l'intérêt de l'enfant, il vaut
ux risquer de lui donner une mauvaise première éducation que de lui
smettre un mal qu'il perpétuera dans sa famille.

lusieurs auteurs des mémoires envoyés demandent qu'il soit créé des
qui forcent, sous peine de punitions sévères, la mère bien portante
ourrir son enfant. Je ne discuterai pas cette question, n'étant nul-
ent d'accord avec eux; mais je résumerai ma pensée en disant avec
tesquieu que « Ce que l'on peut obtenir par les mœurs, il ne

» faut pas chercher à l'obtenir par les lois. » Quelques-uns d'ent eux, logiciens forcenés, veulent que la loi empêche l'union des pe sonnes atteintes de diathèses, en un mot qu'elle réglemente les m riages. Ce vœu arbitraire aussi résolûment formulé est impossible réaliser. Il vient à coup sûr d'un moraliste ami de l'humanité; mais réalisation occasionnerait pour la société des désordres bien plus grav que la liberté actuelle. Modifions les mœurs. Que chacun de nous propa ces maximes dans son entourage, et bientôt nous verrons la soci prendre de nouvelles habitudes, revenir aux véritables lois de la natu Nous arrivons à une époque de rénovation, où il se fait dans les mœt une réaction salutaire; je n'en veux pour preuve que les œuvres cha tables qui surgissent chaque jour et qui toutes ont pour but le soula gement de l'humanité faible et souffrante, le bien-être de la société.

Mgr l'archevêque de Paris, présidant, il y a deux ans, une séan annuelle de la Société des crèches, disait que la France marchait à tête des nations par ses institutions charitables, par ses sentiments re gieux; qu'il n'existait aucun pays où la charité fût plus intelligente, p généreuse, mieux faite que chez nous. En effet, l'œuvre que nous avc créée prend l'enfant dès ses premiers jours, le protége loin de sa fami loin de sa ville natale, et force ses parents à s'en occuper; la crèc comme la Société protectrice de l'enfance, engage la mère à nourrir s nouveau-né; elle le lui présente comme un lien que Dieu a mis en elle et son mari, pour les unir, les rendre heureux; elle lui fournit moyens de l'allaiter tout en travaillant, tout en gagnant sa vie; et par moralise la famille sans l'habituer à compter sur l'aumône. Les asi reçoivent l'enfant au sortir de la crèche ou à son retour de nourri l'habituent à vivre en société et lui communiquent les premières notic devoir; il puise à l'école communale une instruction préparatoire; cole d'adultes, l'école d'apprentissage lui donnent une profession tou- urs sous les yeux de la famille, sous la surveillance de l'État. Eh bien, ns un pays comme le nôtre, malgré la licence momentanée qui règne ns les mœurs, dans la littérature, il n'y a pas à désespérer de la ciété; elle se régénérera bientôt, soyons-en sûrs, sous les efforts com- nés de tant d'œuvres philanthropiques.

Nous nous sommes élevés contre cette coutume beaucoup trop répandue jourd'hui de confier l'enfant à une nourrice qui l'allaitera sous les yeux la mère; combien plus nous élèverons-nous contre l'habitude encore us blâmable de certaines femmes d'envoyer leurs nouveau-nés loin elles, à la campagne, sous la garde de paysannes qu'elles ne connais- nt pas et qui sont accommodées dès leur plus jeune âge pour le métier nourrice (1)! Pour épargner les moments de l'Assemblée, je n'entrerai s dans les considérations morales et philosophiques que MM. les cteurs Barrier, Alexandre Mayer, Brochard et Monot, etc., ont déve- ppées dans leurs discours et dans leurs écrits; ajoutons seulement que plupart des enfants confiés à ces nourrices, qui ne le sont que de m, sont alimentés au biberon, au petit pot, c'est-à-dire avec une nour- ure artificielle.

Buffon a dit que le lait que l'enfant tette est un lait vivant et facile- ent assimilable à son organisme, et que le lait trait et refroidi est un it mort et par conséquent difficilement assimilable. Étonnons-nous dès rs de la mortalité que donnent ces enfants ainsi nourris; elle est, sent les statisticiens, M. Husson en tête, de 100,000 par an en France.

(1) Dès l'âge de puberté, on leur fait par la succion les bouts des seins.

Cette industrie, qui fait vivre un grand nombre de nos départements, est donc une des plus puissantes causes de dépopulation ; c'est aussi une des causes les plus actives de démoralisation. D'après M. le docteur Brochard, qui, un des premiers, a soulevé cette question, à Nogent-le-Rotrou, suivant les conditions d'allaitement que les enfants d'un jour à un an subissent, la mortalité est de 16 à 75 pour 100. Selon M. le docteur Bertillon, la mortalité de ces enfants pour toute la France serait de 17,60 pour 100. Selon M. Husson, elle est de 18,08 pour 100. De 1839 à 1858, la mortalité moyenne des enfants placés en nourrices et surveillés par la direction des nourrices de Paris a été de 29,71 pour 100, et de 1859 à 1864 de 33,93 pour 100. Celle des enfants assistés, c'est-à-dire très-pauvres, a été de 55,58 pour 100, de 1849 à 1858. Chose curieuse à noter, cette mortalité varie suivant les localités. Ainsi, d'après une enquête ordonnée par le Gouvernement en 1862, les enfants assistés ont donné en 1860, dans le département de la Manche, une mortalité de . . . . 58,66 p. 100

Dans Indre-et-Loire de 62,16

— la Côte-d'Or de 66,46

dans Seine-et-Oise de. 69,23

— l'Aube de. 70,27

— le Calvados de 70,09

— l'Eure de 78,12

— la Seine-Inférieure de. 87,36

— la Loire-Inférieure de. 90,50

Ainsi, dans ce dernier département, sur 100 enfants envoyés en nourrice et élevés au petit pot, il en meurt 95. Est-ce assez effrayant! Suivant M. le docteur Denis Dumont, en 1865 le Calvados a vu naître

1 enfants. La mortalité a été de 17,50 pour 100. Sur ce chiffre, 97 ont été élevés au sein et ont donné une mortalité de 698, c'est-à- 10,89 pour 100 ; 3,204 ont été élevés au biberon et ont donné une talité de 986, c'est-à-dire 30,77 pour 100.

n'irai pas plus loin dans cette voie. Pour les incrédules, voilà des ons mathématiques contre lesquelles il n'y a rien à arguer. Nos lois issent avec sévérité et justement l'infanticide comme le crime le abominable, le plus contre nature ; n'est-ce donc pas de l'infanti- en grand que cette mortalité ? Dans les départements que je viens ter, il existe des nourrices qui ne rendent jamais les enfants qu'on confie, et elles sont connues pour cela et réputées pour cela. Et oyez pas qu'elles manquent de nourrissons, loin de là ; on dirait e qu'elles sont les plus recherchées, les mieux partagées, les mieux es; et la loi n'atteint pas une pareille industrie ! Souvent les auto- locales ferment les yeux sur de tels crimes, pour ne pas déconsi- le pays, pour ne pas faire tort au principal commerce de la localité. up sûr, il y a complicité entre la mère et la nourrice ; mais que er des autorités locales? C'est par les mœurs, avons-nous dit, qu'il détruire de pareils abus. Comme les apôtres nouveaux d'une é chrétienne, répandons autour de nous la foi, la conviction que avons dans le cœur, et nous verrons bientôt notre œuvre grandir, us moraliserons les masses par l'enfant, par le berceau, par la ie.

société est en péril, la population en France reste stationnaire, que dans les autres pays elle s'accroît considérablement. La taille iue, et, quoi qu'on en ait dit, l'espèce s'étiole, s'abâtardit. La causes ipale en est, répétons-le à satiété, dans les mauvaises conditions de nourriture, d'éducation première que nous avons signalées dans cours de ce travail, et sur lesquelles nous ne reviendrons pas.

Mesdames et Messieurs, parmi les mémoires qui nous ont été envoyé votre Commission a fait un choix de douze principaux, qu'elle a de no veau soumis à une appréciation des plus scrupuleuses; elle a pensé q le prix devait être accordé à celui qui avait fait le mieux ressortir le b vers lequel nous tendons, qui était entré le plus dans l'esprit de l'i stitution; enfin, qui avait embrassé avec le plus de succès la questic sous le triple point de vue philosophique, moral et humanitaire; et elle décerné ce prix au mémoire portant le n° 50 et ayant pour épigrap une pensée de Rousseau :

« Les douces mères qui, débarrassées de leurs enfants, se livrent gai » ment aux plaisirs de la ville, savent-elles cependant quel traitem » l'enfant dans son maillot reçoit au village? »

Et cette autre phrase d'Alphonse Leroy :

« Quelle science importe-t-il plus d'apprendre aux femmes que cel » de conserver, de bien élever leurs enfants? »

L'auteur, après avoir félicité de son initiative la Société protectrice l'Enfance, déclare que le premier service qu'elle aura rendu à la sociét sera d'avoir soulevé cette grave, cette importante question de l'allaiteme maternel, source de tout bien ou de tout mal pour la conservation l'espèce. Il expose dans la préface, sous une forme synthétique, co ment il entend traiter la question et indique à l'avance les divisio qu'il veut y établir. Ce mémoire, qui atteste beaucoup de science s'adresse, dit-il, plutôt aux gens du monde qu'aux médecins; c'e que ces derniers ont moins besoin d'être éclairés sur les conséquenc e l'allaitement. Pourtant il s'appuie autant sur l'anatomie que sur physiologie, autant sur la philosophie que sur la morale pour ayer son opinion. Dans le premier chapitre, après une bibliographie ès-détaillée de tous les auteurs qui ont écrit sur ce sujet depuis les ébreux, les Grecs, les Romains jusqu'à nos jours; après avoir quissé un historique de cette pratique de l'allaitement mise en honneur rejetée suivant les temps, suivant le plus ou moins de civilisation des euples, suivant le degré de leur moralisation, il démontre que l'allaitement maternel est une loi qui résulte de l'organisation même de la femme; u'il constitue un devoir auquel nulle mère ne peut se soustraire sans esser la morale et la religion; il s'élève contre l'allaitement par des ourrices mercenaires et déclare que ce dernier mode de nourriture est n signe de décadence des nations.

Dans le deuxième chapitre, il prouve que la lactation est le complément de la parturition; que la mère, par conséquent, doit nourrir dans ntérêt de sa propre santé. Dans le troisième chapitre, il fait voir que lait de la mère est l'aliment le mieux approprié aux besoins de son fant, et démontre que l'allaitement mercenaire est la principale cause l'excessive mortalité qui règne sur les nouveau-nés dans les grandes lles. Enfin, dans le quatrième chapitre, il prouve par des chiffres que i rapportés plus haut, et qui ont été fournis par les statisticiens, que allaitement mercenaire tend à détruire les liens de la famille, qu'il moralise les campagnes et qu'il est une cause puissante de dépopulaon pour certaines contrées de la France. Il termine en déclarant que le ul remède à tant de maux est la création dans toutes les grandes villes Sociétés protectrices de l'Enfance.

Ce mémoire, d'un style concis et élégant, est complet; il serait à désirer qu'il fût imprimé; les gens du monde, comme les médecins, gagne raient à le lire et à le méditer.

Le nº 44, auquel votre Commission a accordé la première médaill a pour épigraphe cet aphorisme d'Hippocrate : « *Lactantium cur tota in cura nutricum.* » C'est un mémoire également très-bien écri plus scientifique et médical que philosophique et moral, quoiqu cependant ces deux points de vue ne soient pas complétement négli gés; mais pour ce motif nous avons pensé qu'il était moins que premier dans les conditions du programme. Comme le numéro 50, commence par une bibliographie également bien faite. Puis, entrant d suite dans le cœur du sujet, il discute longuement la question de savo si l'allaitement est favorable ou défavorable à la mère; si la femme q nourrit est plus sujette aux maladies que celle qui ne nourrit pas, et en conclut avec M. Michel Lévy que l'allaitement maternel étant ur fonction qui entre dans les conditions d'équilibre physiologique de mère, elle doit nourrir. Il admet en principe que toutes les femmes so aptes à allaiter leurs enfants et indique un grand nombre de moyens m dicaux pour exciter dans les seins la sécrétion lactée lorsqu'elle ne se fa pas naturellement. Puis il passe en revue toutes les causes diathésiques anatomiques ou physiologiques qui peuvent empêcher la mère de nou rir, depuis l'état général physiologique ou pathologique de sa constitutio jusqu'aux vices de conformation de l'organe sécréteur du lait; depu la simple agalaxie jusqu'à l'empoisonnement constitutionnel par le virus. Il demande que, dans le but de répandre la coutume d'allaiter, soit accordé des secours aux mères indigentes. C'est ce que l'adminis tration hospitalière de Lyon fait depuis quelques années, et les résulta obtenus ont été déjà très-favorables. Il demande encore que, pour mieu pager cette coutume, on ait recours à l'encouragement plutôt qu'à la traintе. Puis traitant de l'allaitement au point de vue de l'enfant : Dans quel terrain, dit-il, la graine que vous avez semée germera-t-elle e mieux et donnera-t-elle un végétal aussi remarquable par la vigueur le ses racines que par l'abondance de ses fruits, sinon dans la terre ui est l'origine de sa famille, de son espèce? » Il s'occupe ensuite guement des modifications qui peuvent survenir dans la quantité de sécrété par la mère, dans ses qualités; il parle de la pesée des ants et de la balance inventée par Natalis Guillot, et relate avec soin études faites dans ces derniers temps sur ce sujet par Mme Alliot et MM. Odier et Blache fils à la Maternité de Paris. Il détermine la ntité de lait que doit prendre un enfant; le nombre de fois qu'il doit r, et son accroissement normal, lorsque les bonnes conditions d'al-ement sont observées. Il étudie encore les altérations que le lait ouve par les affections morales, le moment où doit commencer l'al-ement, etc. Je ne terminerais pas, si je devais suivre l'auteur de ce moire dans toutes les questions qu'il soulève, et dans les développe-nts qu'il donne à sa pensée. Disons que votre Commission regrette n'avoir à lui offrir qu'une médaille et qu'elle lui eût accordé volontiers premier prix.

a deuxième médaille a été accordée au mémoire portant le n° 25 et nt pour épigraphe :

« Et la garde qui veille aux barrières du Louvre
» N'en défend pas les Rois..... »

L'allaitement est une deuxième maternité, dit l'auteur, maternité olontaire qui élève et sanctifie la femme, qui l'attache à sa maison et

» à ses devoirs. C'est la suite naturelle de l'enfantement, la substitutio
» du lien affectif au lien organique entre deux êtres qui ont jusque-l
» vécu de la même vie, et dont l'un possède tout ce qui manque
» l'autre. C'est le complément de la noble mission que la nature
» dévolue à la mère pour la conservation et la propagation indéfinie d
» l'espèce. C'est une fonction qui se retrouve dans toute la série d
» êtres créés. Qu'on se reporte par la pensée à la reproduction des vég
» taux : on voit le fruit mûrir lentement, au contact de la plante qui l
» formé, élaborer dans son sein les produits de la séve, engendrer u
» germe qui ne se détache et ne s'individualise que lorsqu'il est abo
» damment pourvu de tout ce qui doit servir à son alimentatic
» progressive et à l'évolution définitive qui fera de lui un être semblab
» à l'individu qui l'a porté. »

Ce mémoire est écrit dans un style philosophique et élégant. Comn les deux premiers, il mérite une mention toute particulière, et vot Commission regrette de ne pouvoir le placer qu'au troisième rang tant elle a trouvé de plaisir à le lire. « Trois mobiles, dit l'auteu » après des prolégomènes qui posent bien la question, détermine » les actions des hommes : l'intérêt, le devoir et le plaisir; nous allo » voir que chacun d'eux sollicite également la mère à nourrir, » et soutient cette thèse avec autant de talent que de verve. Si le temps me pressait, je rapporterais volontiers ici de longs fragments trè remarquables et très-littéraires de ce travail; mais j'ai déjà trop abu de vos moments.

Votre Commission a accordé la troisième médaille au mémoire porta le n° 36 et ayant pour épigraphe : « *Sinite parvulos venire ad me,* » « *Linea recta brevissima,* » pour référence au pli cacheté. Ce travai

.ucoup plus concis que les autres, renferme des arguments très-cluants en faveur de l'allaitement maternel. Le paragraphe relatif à fluence sociale de cette pratique est seul incomplet, en ce qu'il ne mentne pas les désordres qu'apporte dans les mœurs du village l'émigration mères qui deviennent nourrices sur lieu. Ce mémoire est élégamment it et consciencieusement étudié. Il dénote chez son auteur, médecin érimenté, un cœur généreux et un grand esprit d'observation philohique. Il réclame l'intervention de la loi pour contraindre les femmes ourrir. J'ai dit ma pensée à ce sujet; je n'y reviendrai pas.

Iesdames et Messieurs, j'ai rempli ma tâche, imparfaitement peut-être; nmoins je ne veux pas terminer ce rapport sans exprimer publiment le regret que votre Commission a éprouvé de ne pouvoir couner un plus grand nombre de mémoires. J'ai dit dans le cours de ce vail qu'ils présentaient tous des mérites particuliers, et que nous avions obligés de faire un choix entre ceux qui étaient entrés le plus dans prit de l'œuvre que nous propageons. Qu'il me soit dès lors permis citer particulièrement comme ayant mérité les remercîments de la iété, et une mention honorable le n° 12, portant pour devise cet orisme de Baglivi : « *Medicus naturæ minister et interpres quidquid neditetur et faciat, si naturæ non obtemperat, naturæ non imperat*; » ui qui a pour épigraphe : « *Sinite parvulos venire ad me,* » n° 21, cet autre, qui se distingue par cette phrase en vieux français de rice de Sénès : « Après que le petit enfant est né, une vraie mère e doibt nourrir et alaicter de ses mamelles, qui est la belle fonaine que dame nature sage et provide a préparée à cet effet. » (N° 5.)

Iesdames et Messieurs, à la dernière séance de notre Comité, après lecture de ce rapport, les plis cachetés portant les épigraphes des mémoires couronnés ont été ouverts et ont fait connaître les noms d leurs auteurs.

Le premier prix a été remporté par M. le docteur Brochard dont nom est cité souvent dans ce travail. Il appartenait à ce praticien di tingué de Bordeaux, qui, un des premiers, a porté ces graves questio devant l'Académie impériale de médecine, de soumettre de nouveau s idées au contrôle de la Société protectrice de l'Enfance, et nous somm heureux que son travail ait été jugé digne d'obtenir le prix qu'elle fondé. Ce sera le digne complément de celui que l'Institut lui a décer l'année dernière.

La première médaille a été accordée à M. le docteur Gyoux, de Sai Jean-d'Angély (Charente-Inférieure) auteur du mémoire, n° 44;

La deuxième médaille, à M. le docteur Devalz, de Sainte-Foy (Gironde mémoire, n° 25;

La troisième médaille, à M. le docteur Chouippe, de Maisons-Alfor mémoire, n° 36.

Les trois mémoires nos 12, 21 et 5 qui ont obtenu une mention hon rable sont de MM. les docteurs Chatelain, de Lunéville; Chassinat, d Hyères, et Bernard, d'Aix (Bouches-du-Rhône).

Paris. — Imp. FÉLIX MALTESTE et Cie, rue des Deux-Portes-St-Sauveur, 22.

PARIS. — IMPRIMERIE FÉLIX MALTESTE ET Cie
22, rue des Deux-Portes-Saint-Sauveur, 22

www.ingramcontent.com/pod-product-compliance
Ingram Content Group UK Ltd.
Pitfield, Milton Keynes, MK11 3LW, UK
UKHW020506230726
13925UKWH00005B/2102